Springer-Verlag Berlin Heidelberg GmbH

ARCHIV für klinische Chirurgie. (Begründet von Dr. B. v. Langenbeck.) Herausgegeben von Prof. Dr. E. v. Bergmann, Prof. Dr. Th. Billroth, Prof. Dr. E. Gurlt. gr. 8. In zwanglosen Heften mit lithogr. Tafeln und Holzschnitten. à Heft ca. 8 M.

v. BARDELEBEN, Geh. Ober Med.-Rath Prof. Dr. Ad., Ueber die kriegschirurgische Bedeutung der neuen Geschosse. (Veröffentlichungen aus dem Gebiete des Militär-Sanitätswesens. 2. Heft.) gr. 8. 1892. 60 Pf.

v. BERGMANN, Geh. Med.-Rath Prof. Dr. Ernst und Stabsarzt Dr. H. ROCHS, Anleitende Vorlesungen für den Operations-Cursus an der Leiche. Zweite erweiterte Auflage. Mit 35 Abbildungen. 1892. Gebunden. 5 M.

BILLROTH, Geh. Hofrath Prof. Dr. Th., Chirurgische Briefe aus den Kriegslazarethen in Weissenburg und Mannheim. 1870. Ein Beitrag zu den wichtigsten Abschnitten der Kriegschirurgie, mit besonderer Rücksicht auf Statistik. gr. 8. 1872. 7 M.

BOEHME, Dr. A., Gesundheitspflege für das deutsche Heer. Vorträge für Officiere. gr. 8. 1873. 4 M. 50.

BRANDT, Dr. L., Beiträge zur Behandlung der Schussverletzungen der Kiefer und deren benachbarten Weichtheile. 8. 1892. 1 M.

BRUNS, Prof. Dr. P., Ueber die kriegschirurgische Bedeutung der neuen Feuerwaffen. Vortrag vom 21. Chirurgen-Congress. 8. 1892. 50 Pf.

BUSCH, Stabsarzt Dr. H., Grösse, Gewicht und Brustumfang von Soldaten. Studien über ihre Entwickelung und ihren Einfluss auf die militärische Tauglichkeit. gr. 8. Mit 6 Holzschnitten. 1878. 2 M.

v. COLER, Dr. Generalstabsarzt, Die militärärztlichen Bildungsanstalten zu Berlin, ihr Ursprung und ihre Entwickelung. Ansprache an die Festversammlung bei der Stiftungsfeier am 2. August 1889 gehalten. gr. 8. 1889. 60 Pf.

— — und Oberstabsarzt Dr. WERNER, Die transportable Lazareth-Baracke von weil. Wirkl. Geh. Rath Prof. Dr. B. von Langenbeck, Generalarzt Dr. von Coler, Stabsarzt Dr. Werner. Zweite vermehrte Auflage. gr. 8. Mit 24 lithogr. Tafeln und zahlreichen Holzschnitten. 1890. 20 M.

EITNER, Oberstabsarzt Dr. B., Militärärztliche Atteste und Gutachten. Zusammenstellung der für Militärärzte anwendbaren gesetzlichen Bestimmungen. Mit Genehmigung der Militär-Medicinal-Abtheilung des Kgl. Preuss. Kriegs-Ministeriums herausgegeben. gr. 8. 1873, 5 M. 80.

ESMARCH, Geh. Med.-Rath Prof. Dr. F., Verbandplatz und Feldlazareth. Vorlesungen für angehende Militärärzte. Zweite Auflage. gr. 8. Mit 7 Tafeln und 48 Holzschnitten. 1871. 5 M. 60.

GURLT, Prof. Dr. E., Die Gelenk-Resectionen nach Schussverletzungen, ihre Geschichte, Statistik, End-Resultate. gr. 8. (Zwei Abtheilungen.) 1879. 40 M.

— — Leitfaden für Operationsübungen am Cadaver und deren Verwerthung beim lebenden Menschen Siebente verbesserte Auflage. 8. 1889. 4 M.

Veröffentlichungen

aus dem Gebiete des

Militär-Sanitätswesens.

Herausgegeben

von der

Medicinal-Abtheilung

des

Königlich Preussischen Kriegsministeriums.

Heft 4.

Epidemische Erkrankungen an akutem Exanthem mit typhösem Charakter in der Garnison Cosel

von

Dr. Schulte,

Oberstabsarzt 2. Klasse und Regimentsarzt des Grenadier-Regiments König Friedrich Wilhelm II.
(1. Schlesischen) No. 10.

1893

Springer-Verlag Berlin Heidelberg GmbH

Epidemische Erkrankungen

an

akutem Exanthem mit typhösem Charakter

in

der Garnison Cosel

von

Dr. Schulte,
Oberstabsarzt 2. Klasse und Regimentsarzt des Grenadier-Regiments König Friedrich Wilhelm II.
(1. Schlesischen) No. 10.

Mit 4 Temperaturcurven.

1893

Springer-Verlag Berlin Heidelberg GmbH

ISBN 978-3-662-34303-6   ISBN 978-3-662-34574-0 (eBook)
DOI 10.1007/978-3-662-34574-0

1. Einleitung.

Als im März des Jahres 1891 die ganze Oderniederung von Ratibor bis Breslau längere Zeit unter Wasser stand, hörte man von älteren Bewohnern dieser Gegend, sowohl Aerzten wie Laien, vielfach die Befürchtung aussprechen, dass uns der Sommer wieder fieberhafte Krankheiten bringen werde. Sie erinnerten an die zahlreichen Erkrankungsfälle von Wechselfieber und Gastricismen, welche nach den Ueberschwemmungen früherer Jahre, z. B. nach derjenigen des 5. August 1880, zur Beobachtung gekommen wären. Die Ueberraschung war daher nicht gross, als im Monat Juni aus verschiedenen Ortschaften des Ueberschwemmungsgebietes von fieberhaften Erkrankungen einzelner Bewohner berichtet wurde. Es musste aber auffallend erscheinen, dass fast jeder Arzt die von ihm beobachtete Krankheit mit einem anderen Namen belegte; man sprach von gästrischem Fieber, von larvirten Wechselfieberformen, von Influenza; auch blieb Unterleibstyphus nicht unerwähnt. In den folgenden Monaten, im Juli und August, kamen besonders in der Umgegend von Cosel und unter der militärischen Bevölkerung dieser Stadt eine Reihe von Fällen in ärztliche Behandlung, welche sich durch ein masernähnliches Hautexanthem auszeichneten und die Veranlassung dazu gaben, dass Rötheln, Masern und selbst Flecktyphus genannt wurden.

Man kann wohl kaum annehmen, dass in dem erwähnten Ueberschwemmungsgebiet so verschiedene infectiöse Krankheitsformen zu derselben Zeit aufgetreten sein sollten; es liegt vielmehr die Vermuthung nahe, dass es sich um ätiologisch verwandte Krankheitszustände gehandelt hat, bei denen sich aber das eine oder andere Symptom so in den Vordergrund drängte, dass dieses für die Benennung ausschlaggebend war. Das Dunkel, welches das Wesen dieser

Krankheiten umhüllt, wird nicht aufgehellt werden, wenn nicht die Aerzte ihre Einzelbeobachtungen der Oeffentlichkeit übergeben.

Dieser Umstand, sowie die Erwägung, dass nur die rechtzeitige und richtige Erkennung einer Infectionskrankheit wirksame Gegenmassregeln ermöglicht, bewegen mich, die zu derselben Zeit in der Garnison Cosel beobachteten fieberhaften Erkrankungen weiteren Kreisen bekannt zu geben und die Aufmerksamkeit der Fachgenossen auf diese zu lenken.

Abgesehen von einem Mitte Juni zugegangenen typisch verlaufenen Falle von Unterleibstyphus erkrankten in Cosel von Ende Juni bis Mitte August 33 Soldaten an Infectionskrankheiten; bei 28 von diesen Fällen, denen allen ein typhöser Charakter eigenthümlich war, trat ein masernähnlicher Ausschlag in den **Vordergrund**. Letztere Kranken werde ich zunächst und vorzugsweise einer Besprechung unterwerfen.

2. Krankengeschichte.
(Hierzu Temperatur- und Pulscurve No. 1.)

An die Spitze meiner Mittheilungen setze ich die Krankengeschichte eines Kranken, den ich selbst von Anfang bis zu Ende genau beobachtet habe, und bei dem der Krankheitsverlauf weder durch Arzneien, noch durch Bäder irgendwie beeinflusst ist.

Der Mann giebt an, als Knabe Lungenentzündung überstanden zu haben; von einer Erkrankung an den specifischen Kinderkrankheiten, z. B. an Masern, sei ihm nichts bekannt geworden. Seine jetzige Krankheit habe am 30. Juli mit leichtem Unwohlsein begonnen; an diesem Tage, sowie auch am folgenden, sei er noch im Stande gewesen, Uebungsmärsche mitzumachen. Am 31. Juli Nachmittags habe ihn wiederholtes Frösteln befallen.

Bei seiner Aufnahme in's Lazareth am 1. August (am 3. Krankheitstage) klagte er über allgemeine Abgeschlagenheit, heftige Kopf-, Nacken- und Brustschmerzen.

Die Temperatur betrug 39,8° C., im After gemessen, der Puls schlug 88mal in der Minute, war voll und weich. Die Haut der Körperoberfläche im Allgemeinen von grauweisser Farbe, wenig elastisch und mit mohnsamengrossen Erhabenheiten dicht besetzt (Gänsehaut). Die Muskulatur an verschiedenen Stellen, z. B. im Nacken und in der Bauchgegend beim Betasten sehr schmerzhaft. Das Gesicht und die Bindehäute des kräftig gebauten und gut genährten Musketiers geröthet, Pupillen mittelweit und gut reagirend. Die Stirn und der behaarte Kopf blass. Die Zunge grauweiss belegt, feucht, an den Rändern blassroth. Der weiche Gaumen fleckig geröthet, die Gaumenbögen und das Zäpfchen stark geröthet und geschwollen, die Mandeln nicht sichtbar. Schnupfen und Reiz zum Niesen fehlte. — Druck auf die Luftröhre erzeugte Hustenreiz; die Kehlkopfsschleimhaut geröthet und etwas geschwollen. Die Brust zeigte in ihren oberen Abschnitten eine diffuse (erythematöse) Röthe. Die Lungen liessen keine Veränderungen entdecken, Rasselgeräusche nirgends zu hören. Die Herzdämpfung war in den gewöhnlichen Grenzen nachweisbar. Die Herztöne rein und regelmässig. Der Leib mässig gespannt und gegen Druck überall sehr empfindlich. Blinddarmgurren nicht vorhanden. Die Milzdämpfung reichte in der mittleren Axillarlinie bis zur 9. Rippe; am Rippenbogen war die Milz nicht fühlbar.

Temperaturcurve No. 1.

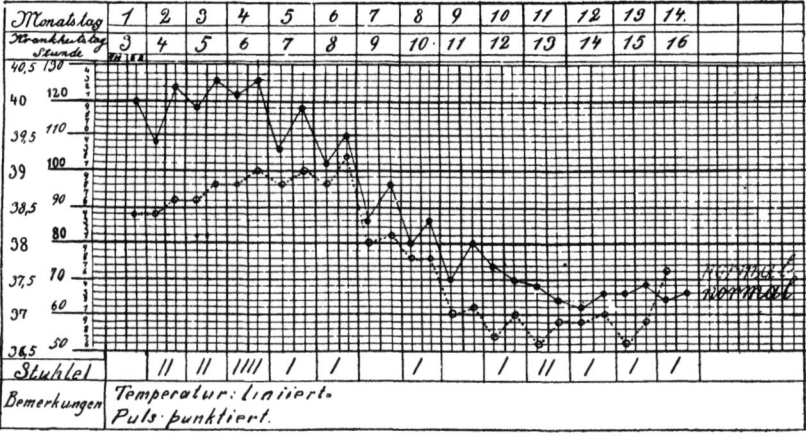

2. 8. (4. Krankheitstag). Wesentliche Veränderungen sind nicht eingetreten. Temperatur Morgens 39,4, Abends 40,1. Puls 88—96. Viel Durst, wenig Esslust.

3. 8. (5. Krankheitstag). Seit gestern einmal fester Stuhlgang dagewesen. Die Nacht unruhig geschlafen. Temperatur Morgens 39,8, Abends 40,4. Puls 96, Athmung 20. Der Kranke ist sehr benommen und macht einen müden Eindruck. In der Ober- und Unterschlüsselbeingegend und in der oberen Hälfte des Rückens haben sich eine Menge rother Flecken entwickelt; dieselben sind scharf abgegrenzt,

haben unregelmässige Ränder und ragen bei einem Durchmesser von 2—5 mm nur zum Theil etwas über die Oberfläche hervor; die kleineren haben in ihrer Mitte ein kleines Knötchen. Die Zunge ist an ihrer Spitze hellroth: die fleckige Röthe des weichen Gaumens hat sich in eine gleichmässige verwandelt. Etwas schleimiger Auswurf. Der Urin durchsichtig, von gelblicher Farbe und frei von Eiweiss.

4. 8. (6. Krankheitstag). Die Nacht 2 dünne Stühle von brauner Farbe. Schlaf unruhig. Die Nackenschmerzen sollen nicht mehr vorhanden sein, die Brustschmerzen dagegen fortdauern.

Temperatur Morgens 40,1, Abends 40,4; Puls 100, Athmung 20. Der Kranke ist sehr schläfrig und wenig besinnlich. Das Gesicht intensiver geröthet, die Bindehäute ziemlich stark injicirt. Druck auf den Kehlkopf reizt noch fortdauernd zum Husten, der Auswurf ist schleimig, mit Streifen dunklen Blutes untermischt. Die rothen Flecken haben sich auf die Schultern und die Arme ausgebreitet und nehmen die ganze Brust und den ganzen Rücken ein; sie stehen im Ganzen nicht sehr dicht.

5. 8. (7. Krankheitstag). Das Allgemeinbefinden ist unverändert. Die Temperatur Morgens 39,3, Abends 39,9. Puls 96. Heute stehen die blassrothen Flecken dicht gedrängt und haben sich auch auf die Stirn, auf den behaarten Kopf, auf den Bauch, auf die Ober- und Unterschenkel ausgebreitet. Gurren bei Druck auf die Blinddarmgegend. Die Drüsen hinter dem Kopfnicker und in der Leistengegend erbsen- bis haselnussgross geschwollen.

6. 8. (8. Krankheitstag). Temperatur Morgens 39,1, Abends 39,4. Puls 104, voll. Der Kranke ist noch immer sehr benommen und schläfrig; die ausgestreckte Zunge zittert und wird nur träge wieder zurückgezogen. Die Brust und die Stirn ist von rothen Flecken so dicht besetzt, dass nur noch sehr kleine Hautstellen dazwischen frei bleiben; in den Zwischenräumen hat die Haut einen Schatten von Roth. Bläuliche Hautfärbung tritt nirgends hervor. Die Flecken sind von sehr verschiedener Grösse, fast durchweg etwas über die Fläche hervortretend, die kleineren mit einer, die grösseren mit mehreren Papeln besetzt. Auf der Brust sind einige grossblasige Rasselgeräusche hörbar. Die Milz wird weder durch die Percussion noch Palpation vergrössert gefunden.

7. 8. (9. Krankheitstag). Temperatur Morgens 38,3, Abends 38,8. Puls 80. Das Gesicht weniger gedunsen, die Röthe der Bindehäute

abgenommen. Die Angina fast verschwunden. Das Exanthem fehlt an der Stirn und auf der Brust bis auf eine blasse gleichmässige Röthe. Die Haut ist überhaupt weicher und ohne papulöse Erhabenheiten; die Flecken an den Armen und Beinen sind zwar noch scharf umgrenzt, aber nicht erhaben und ohne gekörnelte Oberfläche.

8. 8. (10. Krankheitstag). Temperatur Morgens 38,0, Abends 38,3. Puls 76. Das Exanthem bis auf eine erythematöse Röthe auf dem ganzen Körper abgeblasst. Die Benommenheit ist verschwunden.

9. 8. Das Allgemeinbefinden sehr gut. Temperatur Morgens 37,3, Abends 37,0. Puls 60.

10. 8. Das Gesicht und der ganze übrige Körper frei von Röthung. Die Zunge rein, der Appetit gut. Fester Stuhlgang. Die Drüsen sind noch geschwollen. Harn frei von Eiweiss.

14. 8. Temperatur normal, Puls 52. Der Appetit gut, Hautabschuppung fehlt. Patient steht auf.

20. 8. Der Kranke erholt sich etwas langsam, obgleich es ihm an Appetit nicht fehlt. Puls 72. Gewicht: 68 kg. Am Halse keine Drüsenschwellungen mehr vorhanden; in der Leistengegend bestehen sie fort.

1. 9. Körpergewicht: 71 kg. Der Kranke fühlt sich wohl und kräftig. Hautabschilferung ist bis jetzt nicht aufgetreten. Die Leistendrüsen noch geschwollen. Ausser einem ziemlich reichlichen Haarausfall sind aus der Krankheit keine üblen Folgen hervorgegangen. Der Kranke wird aus dem Lazareth entlassen, nachdem er im Ganzen 31 Tage in demselben gepflegt worden ist.

Die Krankengeschichten der übrigen Mannschaften bieten nur so geringe Abweichungen, dass ich Gesagtes vielfach wiederholen müsste, wenn ich sie einzeln mittheilen wollte; ich werde die Erscheinungen daher zusammenfassend erörtern und etwaige Abweichungen von dem Bilde des beschriebenen Falles hervorheben.

3. Krankheitsbild.

Die Krankheit wurde bei 10 Kranken mit ausgesprochenem Schüttelfrost eingeleitet; zwei von denselben hatten aber bereits einen Tag und zwei andere 2 Tage vorher an Appetitlosigkeit und allgemeinem Unwohlsein gelitten. Die übrigen Erkrankten wollen in den ersten Tagen von wiederholtem Frösteln befallen sein. Mit den Frostanfällen zugleich begann in sämmtlichen 28 Fällen ein heftiger, oft stechender Stirnkopfschmerz. Dazu gesellten sich in 5 Fällen

Nacken- und in 8 Fällen Kreuzschmerzen; über Gliederschmerzen klagte die Mehrzahl der Kranken. Die allgemeine Schwäche war von Beginn so gross, dass einige des Morgens beim Aufstehen oder beim Antreten ohnmächtig zusammenbrachen. In 2 Fällen wurden die Beschwerden mit Erbrechen eingeleitet.

Es gingen dem Lazareth zu:

   10 Mann am 2. Krankheitstage
   14 „ „ 3. „
   2 „ „ 4. „
   2 „ „ 5. „

Bei der Aufnahme in's Lazareth fiel die hohe Körperwärme auf; dieselbe bewegte sich am Abend des Aufnahmetages zwischen 39,8 und 41,0°, sie betrug im Mittel 40,4° C.

Ich glaube mit Sicherheit annehmen zu können, dass sich mehrere Kranke mit diesen hohen Wärmegraden einige Tage vor der Krankmeldung herumgetragen haben. Der revierdienstthuende Arzt traf in der Kaserne eines Abends einen Mann, der ihm wegen seines kranken Aussehens auffiel. Obgleich derselbe mit leichter Arbeit beschäftigt war, konnte eine Temperatur von 40,6° festgestellt werden. Andere Kranke hatten vorher bereits 1 bis 2 Tage im Bette zugebracht. In dem weiteren Verlaufe des Fiebers lassen sich zwei Stadien unterscheiden: dasjenige des continuirlichen und dasjenige des remittirenden Fiebers.

Temperaturcurve No. 2.

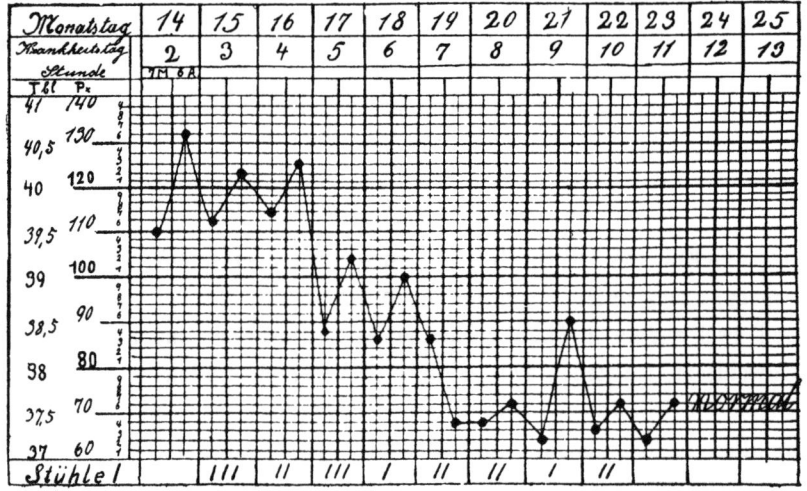

1. Das erstere ist von dem Tage, an welchem der Frostanfall oder häufiges Frösteln auftrat, zu berechnen und dauerte durchschnittlich 4 bis 5 Tage. Die Temperaturhöhe des ersten Abends wurde an den folgenden Abenden, wenn nicht völlig so doch nahezu erreicht; die Differenz der Morgentemperatur betrug 0,5 bis 1,0°.

2. Das zweite Stadium zeichnete sich durch grösseren morgendlichen Temperatur-Abfall als abendlichen Aufstieg aus, so zwar, dass in 3 bis 4 Tagen die Körperwärme zur Norm zurückgekehrt war. Auf die Beobachtung, dass, kurz vor dem Auftreten des 2. Stadiums zuweilen die Temperatur noch bis 0,5° über die früheren Höhen hinaufschnellte, mache ich nur vorübergehend aufmerksam. Auch kam es einige Mal vor, dass, nachdem die Temperatur bereits einen Tag auf normaler Höhe gestanden, am folgenden Tage noch einmal eine vorübergehende Steigerung derselben um 1° stattfand (Curve No. 2).

Wenn wir 4 Fälle, welche wegen hinzugetretener Krankheiten einen abweichenden Fieberverlauf hatten, ausnehmen, so dauerte das Fieber

bei 1 Kranken 4 Tage
„ 3 „ 5 „
„ 1 „ 6 „
„ 3 „ 7 „
„ 8 „ 8 „
„ 3 „ 9 „
„ 3 „ 10 „
„ 1 „ 11 „
„ 1 „ 12 „

im Mittel also 8 Tage.

Der Puls bewegte sich je nach der Höhe des Fiebers zwischen 90 und 120 Schlägen; derselbe war voll, aber weich und regelmässig. Einigemal wurde bei lange dauerndem Fieber Dicrotie bemerkt.

Die Haut war bei den Neuzugegangenen im Allgemeinen von gewöhnlicher Farbe, trocken, nicht auffallend heiss. Bei einer grossen Anzahl von Kranken bestanden zugleich papulöse Erhebungen auf derselben, welche wohl als Schwellungen der Talgfollikel zu deuten sein dürften. Das Kinn, die Wangen und die Augenlider waren mehr oder weniger geröthet. Diese Röthe nahm allmählich eine dunkle Farbe an, und damit gleichzeitig entwickelte sich ein masernähnlicher Ausschlag auf der übrigen Körperoberfläche. Derselbe begann bei 13 genau beobachteten Kranken durchschnittlich am 4. oder 5. Tage, nachdem sich zuweilen kurze Zeit vorher ein flüchtiges Erythem besonders auf der Brust gezeigt hatte.

Die rothen Flecken nahmen ihren Anfang von der oberen Hälfte der Brust (der Schlüsselbeingegend), verbreiteten sich von hier aus auf den Rücken, die Schultern und den Bauch und waren am 3. Tage meist an den Beinen und Armen angekommen; auch Hand- und Fussrücken blieben nicht frei. In 3 Fällen ging das fleckige Exanthem auch auf die Stirn und auf den behaarten Kopf über, während der Regel nach eine Betheiligung dieser Theile nicht stattfand. Bei einem Kranken blieb das Exanthem auf das Gesicht und den behaarten Kopf beschränkt. Die Dichtigkeit der Flecke wechselte an den verschiedenen Körperstellen, sowie bei den verschiedenen Kranken. Diejenigen waren am dichtesten besetzt, deren Kopf zugleich mit ergriffen war. Der Fleckenausschlag verschwand, nachdem er 2–3 Tage an den einzelnen Körperstellen bestanden, und zwar in derselben Reihenfolge, wie er erschienen war, so dass man die letzten Spuren an den Vorderarmen, oberhalb der Kniescheiben und an den Unterschenkeln wahrnehmen konnte. Die Flecken hatten eine blassrothe Farbe und waren anfänglich ziemlich klein, so dass sie nur etwa 2 bis 4 mm im Durchmesser enthielten; sie vergrösserten sich nach und nach und zwar theils dadurch, dass sie in der Peripherie weiter wuchsen, theils dadurch, dass einzelne Fleckchen zusammenflossen. Die Ränder der Fleckchen und Flecken, welche letztere bis zu $1^1/_2$ cm Durchmesser erreichten, waren unregelmässig, scharf abgegrenzt und etwas über die Fläche hervorragend; die kleineren Flecke hatten in der Mitte eine einzige Papel, während die grösseren deren mehrere besassen und dadurch ein gekörneltes Aussehen erhielten. Auf Druck verschwanden die Flecken und hinterliessen nur zuweilen eine gelbliche Verfärbung der Haut. Die Hautstellen zwischen den Flecken liessen einen Schatten von Roth erkennen. Die eigenthümliche Marmorirung der Haut, wie sie Murchison als charakteristisch für Flecktyphus beschreibt, habe ich bei keinem Kranken auffinden können. Zur Zeit der Abblassung des Exanthems verschwand auch die gänsehautähnliche Beschaffenheit der Haut. Die Flecke verloren das papulöse Aussehen. An den Vorderarmen vermisste man meistens die papulöse Form des Ausschlags; häufig ragten die Flecken auch nicht einmal über das Hautniveau hervor.

Der Ausschlag dauerte
                bei 3 Kranken 2 Tage
                „ 4 „ 3 „
                bei 9 Kranken 4 Tage
                „ 8 „ 5 „
                „ 2 „ 6 „
                „ 1 „ 7 „
                „ 1 „ 8 „
im Mittel also 4. bis 5. Tage.

Das Erscheinen des Exanthems auf der ganzen Körperoberfläche bezeichnete in allen Fällen, welche frei von Mitkrankheiten blieben, den Anfang des Fieberabfalls. Die Abblassung des Ausschlags und die Entfieberung fielen 17 Mal zusammen, 4 Mal bestand das Exanthem 2 Tage und 1 Mal 6 Tage fort, als die Körperwärme bereits zur Norm zurückgekehrt war. In 2 nicht complicirten Fällen überdauerte das Fieber den Ausschlag um je einen Tag.

Nach dem Verschwinden der Flecke nahm die Haut selten sofort ihr gelbliches Weiss wieder an, sondern sie bewahrte noch einige Tage lang einen schwachen Abglanz von Roth; ihre vorher straffe Beschaffenheit war verschwunden.

Schweisse sind nur bei einem Manne, bei dem die Temperatur innerhalb 36 Stunden von 40,5 auf 37,5 abfiel, beobachtet worden.

Eine ungewöhnlich grosse Schwäche und Hinfälligkeit machte sich während der ersten Tage des Lazarethaufenthalts bei den meisten Kranken bemerkbar. Bei einigen war dieselbe so hochgradig ausgeprägt, dass sie während der Untersuchung von Ohnmachten angewandelt wurden. Das Sensorium war mehr oder weniger benommen; der eine Mann war so wenig besinnlich, dass er sich der Vorgänge der letzten Tage nicht mehr erinnerte. Während bei einigen Kranken Schlaflosigkeit bestand, litten andere an ungewöhnlicher Schlafsucht und waren kaum während des ärztlichen Krankenbesuchs wach zu erhalten. Das geröthete und gedunsene Gesicht hatte einen müden Ausdruck.

Die Bindehäute der Lider waren geröthet und diejenigen des Augapfels mit Gefässzweigen durchzogen. Lichtscheu war nur sehr gering. Schnupfen fehlte in allen Fällen. Die Lippen zeigten sich meistentheils trocken. Herpesbläschen wurden bei keinem Kranken gefunden. Die beim Ausstrecken oft zitternde Zunge war mit einem dicken, grauweissen Belage bedeckt; die Ränder hatten meist eine blassrothe, die Spitze in der Regel eine hellrothe Farbe. Die Papillen der Zunge traten nur vereinzelt hervor. Die hie und da beobachte rissige Zunge scheint eine zufällige Erscheinung gewesen zu sein. Der weiche Gaumen war zuweilen gleichmässig geröthet, oft von kleinen rothen Fleckchen wie besäet, das Zäpfchen und die Gaumenbögen stets etwas ödematös und geschwollen. Die Mandeln traten nur in einem Falle hinter den Gaumenbögen hervor. Die Rachengebilde waren mit durchsichtigem Schleime bedeckt. Druck auf die Luftröhre erzeugte mit wenigen Ausnahmen Hustenreiz. Die Kehlkopfgebilde waren in diesen Fällen in geringem Grade geschwollen und geröthet. Die Nackenmuskeln waren in 5 Fällen bei Druck und bei Bewegungen schmerzhaft; hinter den Kopfnickern habe ich im Verlaufe der Krankheit bei allen von mir persönlich beobachteten Fällen erbsen- bis haselnussgrosse Drüsenanschwellungen gefunden. Das Athmen geschah ohne Anstrengung; in der Minute erfolgten etwa 20—28 Athemzüge. Bei einigen Kranken bestand grosser Hustenreiz, und wurde bald reiner, bald mit Blutstreifen durchsetzter Schleim entleert. In den Lungen waren bei 4 Kranken giemende und schnurrende Geräusche zu hören, sonstige Veränderungen aber nicht nachzuweisen.

Die Esslust fehlte, dagegen war das Durstgefühl ungewöhnlich gesteigert. Zwei Kranke wurden einige Tage von sehr hartnäckigem Erbrechen belästigt. Ein Kranker litt bei der Aufnahme an Durchfall, fünf Mann wurden während ihrer Erkrankung davon befallen (vielleicht unter dem Einflusse des sehr reichlich genossenen Selterwassers). Die übrigen Kranken hatten theilweise mit Verstopfung zu kämpfen. Die Farbe der Stühle war braun oder gelblich; sie hatten niemals die eigenthümliche Erbsenbreifarbe.

Der Bauch war im Allgemeinen nicht aufgetrieben; die Bauchdecken fühlten sich straff an und waren bei Druck fast durchweg empfindlich; in der rechten Bauchgegend liess sich in der Hälfte der Fälle beim tiefen Eindrücken Gurren erzeugen, ohne dass dabei mehr Schmerzhaftigkeit, wie an anderen Stellen, geäussert wurde.

Die Milzdämpfung ragte in der mittleren Axillarlinie bis hinauf an die 9. oder 8. Rippe; am unteren Rippenrande vermochte ich sie nur bei 2 Kranken zu fühlen. Die Leber war in den reinen Fällen frei von Veränderungen.

Die Harnmenge war sehr wechselnd; bei 7 Kranken schwankte

sie zwischen 230 und 650 ccm innerhalb 24 Stunden. In der Regel hatte der Urin eine dunkelbraune Farbe und war durchsichtig. Bei zwei Kranken hatte derselbe eine gelbe Farbe und enthielt geringe Mengen Eiweiss, welches beim Abblassen des Exanthems sich wieder verlor.

Wie am Halse, ebenso fanden sich bei 13 darauf untersuchten Fällen erbsen- bis haselnussgrosse Drüsenanschwellungen in der Leistengegend und bei einigen auch in der Achselhöhle.

Störungen in der Thätigkeit der Sinnesorgane machten sich nur in so weit bemerklich, als zuweilen das Hörvermögen in geringem Grade herabgesetzt zu sein schien.

Mit dem Verschwinden des Fiebers und des Exanthems verlor sich die Röthe des Gesichts und der Katarrh der Bindehäute. Die Zunge reinigte sich und nahm die gewöhnliche Farbe an; die bekannte Himbeerzunge habe ich in keinem Falle gesehen. Die Rachengebilde wurden blass, der Reiz des Kehlkopfs verschwand, und die in den Lungen vorher vorhandenen Aftergeräusche machten reinem, schlürfendem Athmen Platz. Die Pulsfrequenz sank erheblich unter die Norm; in den ersten 8 Tagen der Reconvalescenz fand ich stets weniger als 60 Pulse, in der Regel wurden nur 44 bis 48 Schläge gezählt. Anfänglich bestand noch eine ausserordentlich grosse Schwäche, so dass die Genesenen erst nach 5 bis 6 fieberlosen Tagen den Wunsch aussprachen, aufstehen zu dürfen. Das Körpergewicht hatte sehr abgenommen; bei bald sich einstellendem Appetit machte indess die Zunahme schnelle Fortschritte: von 7 Mann, deren Gewicht im Anfange der Reconvalescenz bestimmt wurde, hatte jeder nach 14 Tagen zwischen 4 bis 5 Kilogramm zugenommen. Die Haut war stets trocken, in keinem Falle habe ich sie feucht gefunden. Abschilferung erfolgte nur bei 4 Mann. Dieselbe war kleienförmig, begann zwischen dem 14. und 19. Tage nach dem Abblassen des Hautausschlags. Der Kopf schuppte bei allen Kranken ab, bei denen sich das Exanthem auch auf den Kopf ausgebreitet hatte. Die Abschwellung der Hals- und Leistendrüsen ging nur langsam von statten und war am Ende der Beobachtungszeit nur erst bei wenigen Mannschaften vollendet. Die Entlassung der Genesenen aus dem Lazareth geschah durchschnittlich am 16. Tage nach eingetretener Entfieberung; dieselben waren aber alle noch schonungsbedürftig und konnten erst nach mehreren Wochen von der Truppe zu schwererem Dienste herangezogen werden.

4. Complicationen.

Bei 3 Kranken gesellte sich Unterleibstyphus hinzu. Die Temperatur blieb trotz Ausbruchs und allmählicher Abblassung des Exanthems auf ihrer ursprünglichen Höhe stehen, und 4 Tage nach dem Verschwinden desselben stellten sich unter grosser Hinfälligkeit, Benommenheit und Delirien, auf Brust und Bauch linsengrosse, vereinzelt stehende Flecke ein, welche theils von hellrother Farbe waren und unter dem Fingerdruck abblassten (Roseola), theils eine dunkelblaue Farbe hatten und bei Druck bestehen blieben (Petechien). Diese letzteren zeigten sich später auch im Gesicht und an den Gliedmassen. Bei zweien traten dieselben am 10. und bei einem am 11. Krankheitstage auf. Daneben konnte man Milzvergrösserung nachweisen; der Stuhlgang war breiig und von Erbsenbreifarbe. Der Leib war besonders in seinen untersten Abschnitten aufgetrieben. Bei dem einen Kranken begann am 13. Krankheitstage die Remission der Körperwärme, und am 18. Krankheitstage war er fieberfrei. Die Reconvalescenz schritt ohne Störung fort; völlige Heilung ist erfolgt. Bei dem zweiten Kranken kam es zu keinem Temperaturabfall; es trat der letale Ausgang am 15. Krankheitstage ein. Die Obduction liess neben Milzvergrösserung eine ausgebreitete Schwellung der Solitairdrüsen und der Peyer'schen Haufen finden; Verschorfung war nur an zwei Stellen bemerkbar. Die Temperatur des dritten Kranken liess am 18. Krankheitstage grosse Intermissionen wahrnehmen; es betrugen die Morgen- und Abendunterschiede 2 bis 3 Grad. Die Abendtemperatur erreichte fast immer wieder die Höhe des voraufgegangenen Tages. Am 31. Krankheitstage starb der Kranke unter allgemeiner Schwäche.

Die Leichenöffnung ergab ein Heer von rundlichen Geschwüren in der unteren Hälfte des Dünndarms. Der Durchmesser derselben betrug $1/2$ bis 1 cm. Sie standen theils isolirt, theils in Gruppen, hatten verdickte grüngefärbte und unterminirte Ränder und reichten grösstentheils bis zur Musculatur, einige bis zum Darmüberzuge. Die Gekrösdrüsen waren geschwollen. Die Milz vergrössert.

Ein vierter Kranker verdient wegen der Gelbsucht, welche sich am 8. Krankheitstage bemerklich machte, besondere Erwähnung. Derselbe fühlte sich am 15. August zuerst etwas unwohl, wurde am 16. August Morgens 8 Uhr von einem heftigen Schüttelfrost befallen und sank, als er später aufstehen wollte, ohnmächtig zusammen.

Am 17. August bei der Aufnahme in's Lazareth führte er die gewöhnlichen Klagen, hatte einmal Erbrechen und war sehr hinfällig und schwach. Bei geröthetem Gesicht und bei Bindehautkatarrh hatte die Haut ihre gewöhnliche weisse Farbe und eine gänsehautähnliche Beschaffenheit. Die Halsdrüsen und die Milz wurden nicht vergrössert gefunden.

Temperaturcurve No. 3.

Am 4. Krankheitstage (am 18. 8.) zeigte sich Exanthem auf der Brust. Die Rachen- und Kehlkopfgebilde waren nur wenig geröthet. Blinddarmgurren. Mässige Empfindlichkeit des Leibes. Sehr benommen und apathisch.

Am 5. Krankheitstage (am 19. 8.) waren geschwollene Drüsen hinter den Kopfnickern und in der Leistenbeuge zu fühlen. Stuhl geformt. Die Milz reichte in der Axillarlinie bis an den oberen Rand der 8. Rippe und stiess beim Athmen gegen die an dem Rippenrande aufgelegten Finger. Der braungefärbte Urin enthielt etwas Eiweiss.

Zwei Tage später (am 21. 8.) war das Exanthem verschwunden; auch das Gesicht und die Lidbindehäute nur wenig geröthet. Die Augenbindehäute gelblich verfärbt (icterisch).

Am 8. Krankheitstage (22. 8.) hatte die ganze Körperoberfläche eine grünlich-gelbe Farbe; zugleich zeigten sich an beiden Brustseiten von der Achselhöhle abwärts mohnsamengrosse, ungewöhnlich zahlreiche Flecke von dunkelrother Farbe, welche dem Fingerdruck nicht wichen.

Denselben gesellten sich am folgenden Tage (am 23. 8.) ebensolche an der Innenfläche der Ober- und Unterschenkel hinzu. Die bereits im Sinken begriffene Temperatur stieg wieder auf 40° (cf. Tabelle No. 3). Es bestand ungewöhnlich starke Schlafsucht, so dass der Kranke zum Einnehmen von Nahrung stets erst aufgeweckt werden musste. Der Urin war dunkelgrün gefärbt und frei von Eiweiss. Der Unterleib mässig gespannt, die Leber gegen Druck empfindlich; Vergrösserung konnte nicht nachgewiesen werden. Milzvergrösserung noch deutlicher wie zuvor. Der Stuhlgang war dünnflüssig und mit einigen festen Bröckeln untermischt; letztere hatten eine grauweisse Farbe.

Am 12. Krankheitstage (am 27. 8.) waren die icterischen Erscheinungen fast alle zurückgegangen. Starker Schweiss, Temperaturabfall. Unter fortdauernder Schweissabsonderung entfieberte der Kranke bis zum 16. Krankheitstage völlig und trat dann in die Reconvalescenz.

Das Körpergewicht war während der Krankheit von 60 kg auf 52,5 kg herabgegangen. Die Erholung schritt unter öfterem Nasenbluten langsam fort; die Entlassung aus dem Lazareth konnte erst am 46. Tage nach Beginn der Krankheit stattfinden, wo er übrigens auch noch als schonungsbedürftig bezeichnet werden musste.

5. Nachkrankheiten.

Die beschriebene Krankheit ist in ihren Folgen nicht so unschuldiger Natur gewesen, wie sie es anfänglich zu sein schien. Ich erwähne zunächst den Haarausfall, von dem nur wenige verschont geblieben sind. Er begann bei der Mehrzahl erst bei der Entlassung aus der Lazarethbehandlung und lichtete den Haarwuchs einzelner in recht erheblichem Grade. Bei einer Besichtigung, welche 2 Monate später folgte, fing der Verlust bereits an, sich wieder zu ersetzen.

Drei Mann erkrankten, nachdem sie bereits als geheilt entlassen waren, an hartnäckigen Verdauungsstörungen, welche sich vorzugsweise in Erbrechen des Genossenen kundgaben; eine längere Lazarethbehandlung wurde zur Beseitigung des Leidens erforderlich.

Von weit grösserer Bedeutung waren die Augenerkrankungen, welche sich im Anschluss an die in Rede stehende Krankheit in drei Fällen entwickelten. Der eine Erkrankte, welcher sich vom 6. bis 31. Juli in Lazarethbehandlung befand, bemerkte am 13. August, dass er mit seinem linken Auge die Gegenstände nur undeutlich sah.

Die Untersuchung mit dem Augenspiegel liess eine grosse Anzahl punktförmiger Flecke von brauner Farbe in dem Roth des Augenhintergrundes erkennen. Die eingeleitete Behandlung hat allmählich die Trübungen zum Schwinden gebracht, so dass der Mann mit völlig hergestelltem Sehvermögen am 15. October entlassen werden konnte.

Im zweiten Falle betraf die Erkrankung einen Mann, der am 20. Juli von der Fleckenkrankheit befallen und bis zum 11. August an derselben behandelt worden war. Drei Tage nach seiner Entlassung aus dem Lazareth bemerkte er auf dem linken Auge ähnliche Sehstörungen, wie sie von seinem Kameraden angegeben wurden. Der Augenspiegel liess nur vereinzelte dunklere Flecke wahrnehmen; man sah aber zahlreiche glitzernde Krystalle, welche das Bild des Augenhintergrundes verschleierten. Später gesellte sich noch eine Entzündung der Regenbogenhaut hinzu.

Anfang Februar 1892 kam der dritte Augenkranke, welcher vom 24. Juli bis 22. August an der Fleckenkrankheit behandelt worden war, in Zugang. Derselbe litt ebenfalls an einer hochgradigen Glaskörpertrübung des linken Auges; er hatte sein Leiden erst kurz vor der Aufnahme in's Lazareth bemerkt, während er mit dem linken Auge zu zielen versuchte. Ende März 1892 war bei beiden Kranken das Sehvermögen noch sehr herabgesetzt, und bestand wenig Aussicht auf eine Wiederherstellung desselben.

6. Akut-fieberhafte Erkrankungen ohne Exanthem.

Während der ersten Hälfte der beschriebenen Epidemie kamen noch 5 fieberhaft Erkrankte ohne Exanthem in Zugang, deren übrige Krankheitserscheinungen mit denjenigen der Fleckenkranken die grösste Aehnlichkeit besassen. Nach kurzem Unwohlsein wurden sie von Schüttelfrost oder Frösteln, heftigem Kopfschmerz und Muskelschmerzen, sowie grosser Schwäche befallen; die Temperatur stieg von Anfang an steil, blieb eine Reihe von Tagen continuirlich, um dann staffelförmig abzufallen (Curve No. 4) Bei dem einen Kranken, einem Manne, der früher schon zweimal eine Lungenentzündung überstanden hatte, entwickelte sich ein ausgebreiteter Bronchialkatarrh; im Uebrigen stellten sich keine Complicationen ein. Die Erscheinungen von Seiten des Darmes hatten nichts Besonderes; auch wurde nur einmal Milzanschwellung constatirt.

Die Reconvalescenz ging langsam von Statten; die Entlassung konnte erst am 14. Tage nach der Entfieberung stattfinden. Von dem einen Kranken ist sogar eine kleienförmige Abschilferung an den Oberschenkeln im Krankenblatt notirt.

Temperaturcurve No. 4.

Monatstag	18	19	21	22	23	24	25	26	27	28
Krankheitstag	2	3	4	5	6	7	8	9	10	11
Stühle		/	////	///		/	/		//	

Die Anfangserscheinungen, der ganze Verlauf, sowie das zeitliche Zusammentreffen mit der Fleckenseuche lassen die Zusammengehörigkeit aller dieser Kranken kaum zweifelhaft erscheinen. Das Fehlen des Ausschlages spricht nicht dagegen; es giebt bei acuten Exanthemen Fälle, welche ohne Hautveränderungen verlaufen, und Murchison[*]) fand z. B. unter 3103 Fällen von Flecktyphus $11^1/_2 \%$, bei denen Ausschlag fehlte.

7. Diagnose.

1. Da dem Ausbruch der Epidemie ein Fall von Unterleibs-Typhus vorausgegangen war, lag es nahe, Krankheitsfälle, welche bald nachher vorkamen und einen typhösen Charakter trugen, als Typhus aufzufassen. Schweren ausgeprägten Fällen von Unterleibs-Typhus sahen unsere Erkrankungen nicht ähnlich, und man griff

---

[*]) Ueber typhoide Krankheiten. 1867.

daher auf die leichteren Arten: auf das sogen. Typhoid zurück. Die genügende Berücksichtigung des eigentlichen Exanthems hätte allerschon dazu führen können, diese Diagnose fallen zu lassen. Das Charakteristische der leichten Typhuserkrankungen, des sog. Typhus levissimus, ist nach Jürgensen*) der plötzliche Anfang mit Frost; die Temperatur kann dabei rasch auf 41° in die Höhe gehen; in der Regel erreicht sie indess diese Höhe nicht. Dabei wird aber in 92 % der Fälle schon in den ersten Tagen Milzvergrösserung beobachtet. Roseolaflecke, Meteorismus, charakteristische Durchfälle und Bronchialkatarrhe kommen ungefähr in der Hälfte der Fälle vor.

Diese Erscheinungen fehlten aber durchweg bei unseren ersten Krankheitsfällen. Die zwei Kranken, welche an Unterleibstyphus starben, gaben allerdings wieder zu denken. Allein so viel ich weiss, kommt wohl bei schweren Typhen ein unregelmässiges Exanthem, abweichend von den bekannten Roseolis, vor, der plötzliche Beginn mit Schüttelfrost und mit steilem Temperaturaufstieg, wodurch die erste charakteristische Woche verwischt wird, ist mir aber nicht bekannt. Dazu kommt das wunderbare Auftreten von 2 völlig verschiedenen Exanthemen: das eine im ersten Krankheitsstadium auftretend und verschwindend, das zweite erst in der zweiten Woche erscheinend.

Wenn es ferner wahr ist, dass das Ueberstehen des Unterleibstyphus für längere Zeit Immunität gegen diese Krankheit erwirkt, so dürfte die Erkrankung eines Mannes, der vor 6 Jahren einen schweren Unterleibstyphus überstanden hat, dafür sprechen, dass die Coseler Epidemie mit Typhus nichts zu thun gehabt hat. Auch wird unter dieser Voraussetzung die Annahme, dass es sich bei den Kranken ohne Exanthem um einen leichten Typhus gehandelt haben könnte, durch die Thatsache entkräftet, dass einer derselben, ein Ersatzreservist, nach mündlicher Mittheilung des behandelnden Arztes, 3 Wochen nach der Entlassung aus dem Lazareth, in seiner Heimath an einem unverkennbaren Unterleibstyphus erkrankt ist.

Ich bin geneigt, anzunehmen, dass unsere 3 Kranken, welche in der zweiten Krankheitswoche deutliche Symptome von Abdominaltyphus zeigten, von zwei Infectionskrankheiten zu gleicher Zeit befallen worden sind. Diese Annahme bringt nichts Neues. — Murchison**) berichtet über 3 Beispiele, in denen Fleck- und Unterleibs-

---

*) Volkmann's klinische Vorträge No. 61.
**) Ueber typhoide Krankheiten. 1867.

typhus bei denselben Personen gleichzeitig erschienen. Auch hat er Scharlach und Unterleibstyphus, sowie Pocken und Flecktyphus nebeneinander gesehen. Salomon*) beobachtete in der Berliner Epidemie Flecktyphus in unmittelbarem Anschluss an Recurrens. Auf diese Weise erklären sich ungezwungen die Unregelmässigkeiten der ersten Krankheitswoche und der schwere Verlauf der Typhuserkrankungen.

2. Als die Erkrankungen mit dem sehr verbreiteten Hautexanthem sich mehrten, und bei keinem Kranken deutliche Zeichen von Unterleibstyphus zu erkennen waren, liess man denn auch die Diagnose: „Typhoid" fallen und klammerte sich an die akuten Exantheme.

Die erythematöse Röthe, welche in mehreren Fällen dem Ausbruch des Exanthems vorausging, der Rachenkatarrh, sowie der rasche Temperaturaufstieg mit lytischem Abfall erinnerten an Scharlach. Für diese Krankheit fehlte es auch nicht an einem ätiologischen Moment: Das 3jährige Töchterchen eines in der Kaserne wohnenden Offiziers erkrankte zu dieser Zeit an Erscheinungen, welche nur dem Scharlach zukommen, und man glaubte daher anfänglich, diese Krankheit mit in die Waagschaale legen zu dürfen. Das baldige Auftreten der fleckigen Röthe bei allen Kranken, das Ausbleiben der Scharlachzunge und anderer charakteristischer Symptome liess das Festhalten an dieser Diagnose indess nicht gerechtfertigt erscheinen.

3. Das am meisten in die Augen fallende Krankheitssymptom, das Exanthem, bot, sobald es völlig zum Ausbruch kam, die grösste Aehnlichkeit mit Masernausschlag, so dass man an Masern denken musste. Die bei mehreren Kranken stattgehabte kleienförmige Abschuppung sprach ebenfalls für die Richtigkeit dieser Ansicht. Und doch lassen sich schwer wiegende Gründe gegen diese Diagnose geltend machen. In dem Zeitraum vom 1. April bis 1. September wurden bei der hiesigen Polizei 13 Fälle von Masern angemeldet; davon fielen 11 in den Monat April und 2 in den Monat Mai; die Erkrankten waren sämmtlich Kinder und hatten nachgewiesenermaassen den Krankheitsstoff durch den Verkehr mit einem Kinde erworben, das die Krankheit aus Breslau mitgebracht hatte. In den folgenden Monaten, besonders im Juli und August, sind unter den Kindern der Stadt keine masernähnlichen Ausschlagskrankheiten

---

*) Ueber die Berl. Epid. des Jahres 1879.

vorgekommen; auch die Unteroffizier- und Wärterkinder, welche mit den Mannschaften vielfach auf demselben Corridore wohnen, sind von solchen völlig verschont geblieben. Hätte es sich um eine Masern-Epidemie unter dem Militär gehandelt, so wäre dieses Freibleiben eine bisher nicht beobachtete Erscheinung. Von den Erkrankten haben 11 Mannschaften die **Masern angeblich in ihren Kinderjahren** überstanden; 8 derselben wollen bezügliche Mittheilungen von den Eltern und Angehörigen erhalten haben, 3 erinnern sich aber selbst noch genau, dass sie um das 8. Lebensjahr zugleich mit anderen Kindern erkrankt waren und mehrere Tage in einem verdunkelten Zimmer das Bett hüten mussten.

Der **Fieberverlauf** der in Rede stehenden Krankheit weicht wesentlich von demjenigen der Masern ab. Letztere beginnen mit hohem Fieber, welches nach 2—3 Tagen wieder etwas fällt, um am 3. oder 4. Tage wieder zu steigen und mit der grössten Ausbreitung des Exanthems seinen Höhepunkt zu erreichen; von da an besteht continuirliches Fieber bis zum 7. Tage, an welchem in der Regel ein steiler, kritischer Temperaturabfall stattfindet. Die Blüthezeit des Ausschlags fällt mit der höchsten Temperatursteigerung zusammen.

Bei unseren Kranken hatten wir bei raschem hohen Temperaturaufstieg eine Febris continua bis zum 4., 5. Tage und darauf 3—4 Tage lang einen staffelförmigen Abfall. Die Blüthezeit des Exanthems fiel in die Tage, an denen die Körperwärme schon im Absteigen begriffen war. Die ungleiche Betheiligung der Schleimhäute ist ebenfalls der Berücksichtigung werth. Bei Masern finden wir bereits im Vorläuferstadium eine lebhafte Entzündung der Schleimhäute der Augen, des Mundes und der Athmungswege, und diese steigert sich in der Regel noch später beim Auftreten der Flecken. Unsere Kranken blieben alle frei von Schnupfen; die Bindehäute der Augen waren geröthet, Lichtscheu aber fehlte. Rachenkatarrhe und Reizungszustände des Kehlkopfes und der Luftröhre stellten sich regelmässig ein, die Bronchien blieben aber bis auf einige wenige Fälle unbetheiligt.

4. Die Eindrücke, welche die **Influenza-Epidemie** von 1889/90 in unserem Gedächtniss zurückgelassen hat, konnten nicht verfehlen, unsere Aufmerksamkeit auch auf diese Krankheit zu lenken. Jeder Arzt, der damals practisch thätig gewesen ist, erinnert sich gewiss noch lebhaft der sogenannten „Blitzkrankheit", welche plötzlich mit

Frost oder Frösteln einsetzte. Die Erkrankten klagten über heftigen Stirnkopfschmerz, Gliederreissen und Muskelschmerzen, besonders im Kreuz. Sie waren sehr hinfällig, so dass sie sich oft kaum aufrecht halten konnten, litten an Schwindel und wurden auch wohl von Ohnmachten befallen. Die Körperwärme stieg bei den meisten Erkrankten sehr bald auf ihre höchste Höhe von 39—40° C. und mehr; jedoch fehlte es auch nicht an Fällen, welche diesen Grad überhaupt nicht erreichten oder gar keine Temperatursteigerung erkennen liessen. Nach 2—3 Tagen oder in noch kürzerer Zeit kehrte die Temperatur unter Schweissausbruch plötzlich oder langsam und allmählich zur Norm zurück. Damit begann die meist sehr langsam fortschreitende Reconvalescenz.

Das ist der Verlauf derjenigen Erkrankungsfälle, welche von Rosenbach[*]) als „reine Formen der Influenza" bezeichnet werden. Allein fast ausnahmslos gesellte sich zu dieser Erkrankung des Gesammtorganismus eine Reihe von örtlichen Symptomen, welche das Krankheitsbild mehr oder weniger veränderten. In den meisten Fällen wurde eine lebhafte Betheiligung der Luftwege gefunden, neben lästigem Schnupfen erschien Schwere auf der Brust und Hustenreiz, und nach wenigen Tagen waren die Zeichen eines Bronchialkatarrhs deutlich wahrnehmbar. In anderen Fällen traten gastrische Störungen: Uebelkeit, selbst Erbrechen und Durchfälle in den Vordergrund.

Eine besondere Erwähnung verdienen die Vorgänge, welche sich auf der Haut abspielten. Ruhemann[**]) behauptet, dass in einer sehr grossen, ja der überwiegenden Zahl von Fällen neben den kritisch bedeutungsvollen Schweissausbrüchen eine sehr beträchtliche Schweissabsonderung die Krankheit begleitet und in der Reconvalescenz fortgedauert habe. Ich selbst habe bei mehreren Influenzakranken, welche ich in der Privatpraxis zu beobachten Gelegenheit hatte, auf diese Erscheinung besonders geachtet und sie stets vorgefunden.

Wenn auch nicht gleich häufig, so sind doch in einer grossen Reihe von Fällen im Zusammenhange mit der Grippeerkrankung Hautausschläge aufgetreten. Die Medicinal-Abtheilung des Königlich Preussischen Kriegsministeriums[***]) erwähnt Bläscheneruptionen, schar-

---

[*]) Berliner klinische Wochenschrift No. 5. 1890.
[**]) Die Influenza des Jahres 1889/90.
[***]) Die Grippe-Epidemie im Deutschen Heere 1889/90.

lachähnliche Hautausschläge, Erytheme, Nesselfriesel und blutige Flecken.

In der Bayerischen Armee wurden bei 2,2 pCt. der Erkrankten Ausschläge gefunden.

Ruhemann*) zählt eine Reihe von Autoren auf, von denen über Hautausschläge aus der Epidemie von 1889/90 berichtet wird und bemerkt dazu, dass der Herpes febrilis, die Urticaria, das Erythem und das Erysipel in einen gewissen Zusammenhang mit der Influenza gebracht werden können, da die Geschichte der Influenza analoge Beobachtungen aufzuweisen habe. Rosenbach**) sah flüchtige Exantheme, Gerhardt***) in einem Falle Urticaria. Senator†) beobachtete unter 60 Fällen 1mal Herpes labialis, 1mal Urticaria und 2mal einen purpuraähnlichen Ausschlag. Landgraf††) berichtet aus dem 1. Garnisonlazareth in Berlin über einen Fall von Purpura, 1 Fall von scharlachähnlichem Ausschlag und über Herpes. Bäumler sagt auf dem Congress für innere Medicin in Wien 1890: „Die Hyperämie der Haut kann zu verschiedenen Ausschlagsformen führen; doch giebt es einen specifischen Ausschlag bei Influenza nicht. Sehr häufig ist Herpes labialis."

Die epidemischen Erkrankungen der Coseler Garnison hatten in ihren Allgemeinerscheinungen und in Bezug auf den Krankheitsverlauf eine auffallende Aehnlichkeit mit der reinen Form der Grippe; selbst das Fieber zeigte den schwereren Influenzafällen gegenüber eine gewisse Uebereinstimmung. Erhebliche Abweichungen machten sich aber in der Betheiligung der einzelnen Körpertheile geltend. Abgesehen davon, dass Schnupfen in keinem Falle beobachtet wurde, traten Anginen, sowie Katarrhe des Kehlkopfes und der Luftröhre stets nur sehr milde auf und beeinflussten den Verlauf der Krankheit in keiner Weise. Die gastrischen Störungen drängten sich in einigen Fällen allerdings in den Vordergrund. Die Haut wurde bei diesen Kranken während ihres ganzen Lazarethaufenthaltes weder feucht, noch klebrig gefunden; ein vorübergehender (kritischer) Schweiss kam nur in einem Falle zur Beobachtung. Bei allen Kranken erschien am 4. oder 5. Krankheitstage ein Exanthem, welches stets die Eigen-

---

*) Die Influenza in dem Winter 1889/90.
**) Berliner klinische Wochenschrift No. 5. 1890.
***) Daselbst No. 8. 1890.
†) Daselbst No. 9. 1890.
††) Daselbst No. 11 1890.

thümlichkeiten des Masernausschlags an sich trug und von auffallendem Einfluss auf die Temperaturcurve war. Diese Eigenschaften fehlten den Hautausschlägen, welche von den obengenannten Schriftstellern bei Influenza gesehen worden sind.

Nach diesen Darlegungen scheint es mir nicht gerechtfertigt, die Fleckenkrankheit mit der Influenza zusammenzuwerfen. Der Laie nennt heut zu Tage jeden fieberhaften Katarrh Influenza; der Arzt darf sich mit diesem Strome nicht fortreissen lassen, es führt das zu leicht zu oberflächlicher Untersuchung der Kranken und zu folgenschweren Verwechselungen.

5. Endlich musste noch eine Krankheit in den Bereich unserer Erwägungen gezogen werden, die in Oberschlesien schon viele Opfer gefordert, und deren frühzeitige Erkennung bei ihrer ungewöhnlichen Bösartigkeit von der grössten Wichtigkeit ist: der Flecktyphus.

Als bei den 3 Kranken, welche neben dem acuten Exanthem noch von Unterleibstyphus befallen waren, durch das Verschwinden des Hautausschlages die Temperatur in keiner Weise beeinflusst wurde, und sehr schwere Erscheinungen: wie tiefe Hinfälligkeit, Irrereden und blutige Ergüsse unter die Haut sich einstellten, da trat zuerst das Bild des Flecktyphus vor meine Augen. Meinem Gedächtnisse waren die Bilder von einigen schweren Flecktyphuserkrankungen, welche ich in den 70er Jahren behandelt hatte, tief eingeprägt. Unsere Schwerkranken hatten eine auffallende Aehnlichkeit mit diesen Erkrankten. Meine Besorgniss wurde einigermaassen zerstreut, als die Obduction der verstorbenen beiden Schwerkranken deutliche Zeichen von Unterleibstyphus aufwiesen.

Mit der Feststellung der Diagnose für die 3 Schwerkranken war aber die Krankheitsform für die Leichtkranken noch nicht entschieden. Unterleibstyphus, acute Exantheme, Influenza konnten nach unseren obigen Auseinandersetzungen kaum in Frage kommen; der masernähnliche Ausschlag, der bei allen Kranken in so typischer Weise auftrat, erinnerte immer wieder an Flecktyphus. Murchison giebt an, dass das Flecktyphusexanthem, welches gewöhnlich am 4. oder 5. Tage zum Ausbruch komme, oft eine bedeutende Aehnlichkeit mit der Masereruption zeige. Wunderlich*) spricht sich in ähnlichem Sinne aus, er sagt: „Sehr ähnlich dagegen können die Flecken der Masern und Rubeolae dem Exanthem des Flecktyphus sein."

---

*) Volkmann's klinische Vorträge No. 21.

Herr Prof. Müller aus Breslau, welcher sich am 7. August aus wissenschaftlichem Interesse nach Cosel begab und sämmtliche an acutem Exanthem Erkrankten, deren gerade 6 im Blüthestadium sich befanden, einer eingehenden Untersuchung unterwarf, äusserte sich dahin, dass diese Krankheit, welche ihm bisher nicht zu Gesicht gekommen sei, in Bezug auf Anfangserscheinungen und Exanthem den Masern und dem Flecktyphus am nächsten stände.

Das Exanthem unserer Kranken bewahrte seine Aehnlichkeit mit dem Masernausschlag bis zu Ende, während dasjenige, von welchem bei den oben genannten Schriftstellern die Rede ist, gewissen Veränderungen unterlag. Murchison*) hebt ausdrücklich hervor, dass die Flecken bei exanthematischem Typhus gewöhnlich nach 1—2 Tagen „dunkler werden, wie rothbraune Tüpfel", und fügt hinzu, dass mit diesen oberflächlichen Flecken zusammen noch bleichere und weniger distincte erscheinen, welche wegen ihrer tiefen Lage „subcuticulär" genannt werden und der Haut ein marmorirtes Aussehen geben. Wunderlich weist ebenfalls auf diese Verfärbung der Flecken hin. Dieses abweichende Verhalten war beachtenswerth und liess in unseren Erkrankungen, wenn überhaupt Flecktyphus, so doch nicht mehr als abortive Formen vermuthen.

Wenn man die Fiebercurven von Leichtkranken aus Flecktyphus-Epidemieen betrachtet, z. B. Curve I und II aus „Salomon's Berliner Flecktyphus-Epidemie des Jahres 1879", so finden wir eine grosse Aehnlichkeit mit unseren Temperaturtafeln; auf eine mehrtägige Continua folgt ein lytischer Abfall.

Ein Unterschied macht sich aber bemerkbar: während das Auftreten des Exanthems beim Flecktyphus auf das Fieber ohne jeden Einfluss bleibt, begann bei unseren Kranken in allen Fällen mit dem Erscheinen des Ausschlages ein Sinken der Körperwärme.

Wenn die Verschiedenheiten, welche sich in dem Verhalten des Hautausschlages und des Fiebers zeigten, eine Flecktyphus-Epidemie schon in hohem Grade unwahrscheinlich machten, so sprechen jetzt nach Beendigung der Seuche noch zwei gewichtige Momente gegen diese Annahme: es ist der gutartige Verlauf und die geringe oder fehlende Ansteckungsfähigkeit. Während der oberschlesischen Flecktyphus-Epidemie des Jahres 1847/48 starben im Kreise Rybnik

---

*) Ueber typhoide Krankheiten 1867.

20,40 % der Erkrankten*); Murchison**) berechnet aus seinem reichlichen Material die Sterblichkeit auf 20,8 %. Salomon berichtet aus der Berliner Epidemie des Jahres 1879 sogar über 21,14 % Todesfälle. In Cosel ist während der herrschenden Epidemie an der Fleckenkrankheit keiner gestorben; die vorgekommenen Todesfälle sind den hinzugetretenen Krankheiten zur Last zu legen.

Aerzte, Lazarethgehülfen und Wärter sind 1½ Monate lang mit den erkrankten Soldaten in Berührung gekommen; von der gedachten Fleckenerkrankung ist kein Einziger befallen worden. Der eine Wärter erkrankte zwar, aber an Unterleibstyphus mit so reinen charakteristischen Erscheinungen, dass eine Verwandtschaft mit der herrschenden Ausschlagskrankheit ohne Weiteres ausgeschlossen werden durfte, und die Ansteckung nur durch den von ihm gepflegten Typhuskranken erfolgt sein konnte. Bei Flecktyphus-Epidemieen bleiben Aerzte und Wärterpersonal in der Regel trotz der grössten Vorsichtsmassregeln nicht verschont. Für die ausserordentliche Infectiosität der Krankheit kann ich aus eigener Erfahrung ein Beispiel anführen. Im Jahre 1875 wurde ein mir befreundeter Arzt über Land zu einem krank zugereisten Handwerksburschen gerufen. Er fand Flecktyphus vor. Etwa 10 Tage später erkrankte der noch rüstige Collge selbst, und noch 8 Tage später erlag er seiner Krankheit: einem schweren Flecktyphus, dessen tödtliches Gift er nur bei der einen Krankenuntersuchung aufgenommen haben konnte, da ein zweiter Besuch nicht stattgefunden, und andere verdächtige Fälle zu derselben Zeit nicht beobachtet wurden. Nach Virchow***) erkrankten während der oberschlesischen Flecktyphus-Epidemie der Jahre 1847/48 allein in den Kreisen Pless und Rybnik „33 Aerzte, ausserdem viele Priester und barmherzige Brüder, sowie Hülfeleistende anderer Art, und nicht wenige von ihnen büssten ihr Leben ein". Ich will die Aufzählung solcher Beispiele nicht weiter fortsetzen, obgleich sie aus jeder Epidemie erbracht werden können.

Die Truppen der Garnison Cosel rückten 4 Tage später, als die letzten Kranken aus ihrer Mitte hervorgegangen waren, zum Manöver aus. Es sind weder Neuerkrankungen vorgekommen, noch hat eine Verschleppung der Krankheit stattgefunden.

---

*) Virchow, Vortrag über den Hungertyphus. Berlin 1868.
**) Ueber typhoide Krankheiten 1867
***) Virchow, Mittheilungen über die in Oberschlesien herrschende Epidemie. Berlin 1848.

Diese Thatsache steht im Gegensatz zu einer Mittheilung, welche Virchow*) über die Verschleppung des exanthematischen Typhus macht: „Im Jahre 1847 wanderten 75 000 Iren in Veranlassung der herrschenden Flecken-Typhusepidemie nach Canada aus; beinahe 10 000 davon starben theils unterwegs, theils in den Quarantänen, ohne dass diese die Einschleppung der Seuche in mehrere amerikanische Städte verhüten konnten."

Unter diesen Umständen ist man zu der Annahme berechtigt, dass die vorgekommenen Fleckenerkrankungen mit dem Krankheitserreger des Flecktyphus in keiner Beziehung stehen. Da mir ausser den genannten Infectionskrankheiten auch keine andere Krankheitsgruppe mehr bekannt ist, in der ihnen ein geeigneter Platz angewiesen werden könnte, so wird man sie als eine Krankheit sui generis betrachten müssen.

8. Aetiologie.

Ueber die Entstehung der Krankheit hat sich nur wenig Zuverlässiges ermitteln lassen. Ich möchte aber einige Verhältnisse hervorheben, die bei späteren Beobachtungen zur Auffindung des richtigen Weges möglicherweise etwas beitragen könnten. Zunächst ist es aufgefallen, dass 2 Gefreite und 31 Gemeine erkrankt sind, dagegen kein Offizier, kein Unteroffizier, kein Einjährig-Freiwilliger, kein Avantageur, kein Hoboist und keiner von den Mannschaften des Bezirks-Commandos von der Fleckenkrankheit befallen worden ist. Es dürfte schwer sein, dafür eine Erklärung zu finden. Die Unteroffiziere und Avantageure haben mit den übrigen Mannschaften gemeinschaftliche Wohnräume, und der Dienst führt sie auf den Uebungsplätzen täglich zusammen. Die Beköstigung ist allerdings eine verschiedene; ich habe aber die Nahrung der Mannschaften öfter untersucht und dieselbe stets gut zubereitet und mit Nährstoffen genügend versehen vorgefunden. Die Erkrankten waren auch fast durchweg gut genährte Personen.

Wenn wir die 5 Mann, welche frei von Hautausschlägen blieben, mit in Rechnung stellen, so befanden sich unter den 30 erkrankten activen Mannschaften 25 Mann im ersten, 2 im zweiten und 3 im dritten Dienstjahre. Von den am 2. Juli eingezogenen 70 Ersatz-Reservisten erkrankten 3 Mann, so dass also 2,7 % von den activen

---
*) Virchow, Vortrag über den Hungertyphus. Berlin 1868.

Mannschaften und 4,3 % von den Ersatz-Reservisten in Zugang kamen. Bestimmte Schlüsse lassen sich aus diesen Zahlenverhältnissen zwar nicht ziehen; es steht aber fest, dass die Mannschaften des ersten Dienstjahres noch nicht in gleicher Weise widerstandsfähig sind, wie diejenigen, welche bereits durch die Uebungen der Vorjahre gekräftigt und gegen Schädlichkeiten abgehärtet sind. Die Ersatz-Reservisten sind noch weniger an körperliche Strapazen gewöhnt, wie die Mannschaften des ersten Dienstjahres.

Eine genügende Empfänglichkeit der Mannschaften für die Aufnahme von Ansteckungskeimen vorausgesetzt, so fragt es sich: wo haben wir diese Krankheitserreger zu suchen? wo kamen die Mannschaften mit ihnen in engere Berührung?

Vor Allem denkt man an die Unterkunftsräume. Die 33 erkrankten Mannschaften gehörten 27 Stuben der 7 Kasernen an. Sie vertheilten sich in der Weise, dass aus 22 Stuben je 1, aus 4 Stuben je 2 und aus einer Stube 3 Kranke hervorgingen.

Der erste Kranke ging am 27. Juni aus Kaserne 14 zu; er hatte das Kasernement, ausser zu dienstlichen Zwecken, in letzter Zeit nicht verlassen. Vom 6.—9. Juli erkrankten 7 Mann, und zwar einer in dem Minoritenkloster, je 2 in der Kaserne No. 13, 14 und 17. Fünf von diesen Mannschaften waren weder mit dem zuerst erkrankten Patienten, noch mit Gegenständen aus dessen Umgebung in Berührung gekommen, auch hatten sie Kaserne No. 14 nicht betreten. Wir können also nicht annehmen, dass sich in der einen Kaserne ein eng begrenzter Krankheitsherd befunden, und die Weiterverbreitung von diesem Herde aus in irgend einer Weise stattgefunden hat.

Das gleichzeitige Auftreten der Erkrankungen in den verschiedenen Kasernen zwingt uns, die Krankheitsquelle ausserhalb der Wohnräume der Mannschaften zu suchen, sie kann nur eine solche sein, welche sämmtlichen Compagnieen der beiden Bataillone zugängig war. Es kommt daher weiter die Nahrung der Mannschaften in Frage. Sämmtliche erkrankten Mannschaften haben an der gemeinschaftlichen Menage theilgenommen. Wurst und Käse wurden aus der Cantine entnommen; durch öftere Untersuchungen habe ich mich überzeugt, dass beide ausnahmslos frisch und von guter Beschaffenheit waren. Die Milch, welche von den Cantinen ausgegeben, wird von einem benachbarten Gute in die Stadt gebracht; von demselben Besitzer bezieht eine grosse Zahl der städtischen Bewohner ihren Bedarf. Nachtheilige Wirkungen sind bei diesen nicht hervorgetreten.

Das Trink- und Gebrauchswasser wird der Reinschdorfer Wasserleitung und dem artesischen Brunnen im Kasernenhofe entnommen. Die chemische und bakteriologische Untersuchung des ersteren Wassers in Breslau ergab das Vorhandensein von einer sehr grossen Menge von Bakterienkeimen, besonders auch solchen von Fäulnisserregern und Spuren von salpetriger Säure. Einzelne Bacillen hatten Aehnlichkeit mit dem sogen. Emmerich'schen Bacillus. Wenn auch die Besichtigung der Leitungsanlage keine Anhaltspunkte dafür ergab, dass die salpetrige Säure stickstoffhaltigen Abfallstoffen entstammte, so konnte ich dieses von Fäulnisserregern und salpetriger Säure verunreinigte Wasser doch nicht für unverdächtig halten und beantragte daher, den Mannschaften die Benutzung dieses Wassers als Trinkwasser zu untersagen. Das diesbezügliche Verbot, welches vom Truppentheil am 7. August erlassen wurde, hat nicht verhindert, dass am 17. und 18. August wieder vier Mann mit akutem Exanthem zugingen. Es lässt sich allerdings die Möglichkeit einer bereits vor der Schliessung stattgehabten Infection nicht leugnen; ich mache aber darauf aufmerksam, dass täglich ungefähr 1000 Personen der Zivilbevölkerung aus dieser Quelle ihr Trinkwasser entnehmen, ohne dass eine von ihnen von derselben Krankheit befallen worden ist; ich betone ausdrücklich, dass während der Epidemie in der Garnison unter der Zivilbevölkerung der Stadt Cosel selbst kein Fleckenkranker beobachtet worden ist.

Unter der ländlichen Arbeiterbevölkerung des Kreises Cosel kamen zu derselben Zeit aber zahlreiche Fleckenerkrankungen vor, und dieser Umstand lenkt unsere Aufmerksamkeit auf ein anderes Gebiet. Im Monat März des verflossenen Jahres stand die ganze Oderniederung des Kreises Cosel längere Zeit unter Wasser; im Laufe des Sommers ist in Folge anhaltenden Regenwetters die Oder noch zweimal über ihre Ufer getreten. Im Anschluss an diese Ueberschwemmungen entwickelten sich während der warmen Sommermonate in den oberen feuchten Bodenschichten Fäulniss- und Zersetzungsvorgänge, welche sich durch die üblen Gerüche, die uns beim Betreten von sumpfigem Gelände vielfach entgegentraten, kund gaben. Ekelerregende, übelriechende Gase sollen nach mündlichen Mittheilungen an einzelnen Stellen besonders dann aufgestiegen sein, wenn die übenden Mannschaften dieselben betraten und die oberen weichen Bodenschichten mit ihrem Schuhzeug aufwühlten.

Diese Verhältnisse scheinen bei der Entstehung der epidemischen Erkrankungen im Ueberschwemmungsgebiet eine wesentliche Rolle gespielt zu haben. Es konnte nicht unbeachtet bleiben, dass unter den erkrankten activen Mannschaften 22 Schwimmschüler und ein Schwimmlehrer sich befanden. Durch die anhaltenden Regengüsse wurden die Niederungen ausgewaschen, und die Abflusswässer ergossen sich in die Oder, in der von den Mannschaften geschwommen wurde. Es ist eine allbekannte Thatsache, dass die Schwimmschüler besonders häufig in die Lage kommen, Wasser des Schwimmbeckens zu verschlucken. In Erinnerung der typhösen Erkrankungen, welche vor Jahresfrist in Lehe durch das Baden in verunreinigtem Wasser unter dem Militär vorgekommen waren*), wurde das Verschlucken des Oderwassers ernstlich in Erwägung gezogen. Man konnte zwar nicht annehmen, dass in der Oder allein die Krankheitskeime enthalten seien, da dann nur Schwimmer oder Leute, welche Oderwasser ihrem Körper zugeführt hatten, der Krankheit anheimgefallen wären. Es erkrankten 10 Mann, welche ganz entschieden in Abrede stellten, Oderwasser getrunken zu haben. Andererseits erkrankte kein einziger von den zahlreichen Knaben, welche in der Militärbadeanstalt Schwimmunterricht erhielten. Auffallend blieben aber trotzdem die zahlreichen Erkrankungen von Schwimmschülern. Um volle Gewissheit über diese Verhältnisse zu gewinnen, wurde beim Truppentheil die Unterbrechung des Schwimmunterrichts beantragt und dieselbe am 8. August befohlen. Von diesem Tage an bis zum 17. August erkrankte keiner; am 17. und 18. kamen aber, wie schon oben erwähnt, 4 Schwerkranke in Zugang. Diese 4 Mann konnten nun schon vor dem Erlass des Schwimmverbotes durch Oderwasser angesteckt sein; allein es wurde festgestellt, dass der eine der Neuerkrankten am 27. Juli zuletzt geschwommen hatte; ein anderer war als Freischwimmer in den letzten 4 Wochen nicht zum Schwimmen commandirt worden; ein dritter hatte während des Sommers weder geschwommen, noch gebadet. Wenn demnach die Krankheitskeime in der Oder vorhanden waren, so ist von dieser aus doch jedenfalls nur ein Theil der Mannschaften inficirt worden.

Weiter konnte man daran denken, dass während der dienstlichen Uebungen verunreinigtes Wasser als Getränk benutzt worden sei·

---

*) Globig in der deutschen militärärztlichen Zeitschrift No. 7—9. 1891.

Sämmtliche Erkrankten, welche ich daraufhin befragt habe, verneinen aber, ausserhalb der Garnison aus Pfützen und dergleichen je getrunken zu haben. Besonderes Gewicht lege ich in dieser Beziehung auf die Aussagen eines Mannes, welcher nur einmal bei einer kurzen Alarmierung am frühen Morgen mit ausmarschirt war, sonst immer im Bureau gearbeitet hatte.

Von 3 Fleckenkranken aus der ländlichen Bevölkerung, welche sich im städtischen Krankenhause befanden, will einer stagnirendes Regenwasser getrunken, die beiden anderen behaupten, nur gute Getränke, welche sie in's Feld mitgenommen, genossen zu haben.

Wie aus den vorstehenden Erörterungen erhellt, kann das Wasser nicht allein als Infectionsträger angenommen werden. Es verdient daher noch eine Beobachtung eines benachbarten Arztes erwähnt zu werden. Auf einem Gute erkrankten mehrere Arbeiter an typhösem Fieber, welches von masernähnlichem Ausschlage bei einigen Erkrankten begleitet war; bei den Nachforschungen über die Entstehung der Krankheit stellte es sich heraus, dass fast alle Erkrankte auf einer den Ueberschwemmungen vielfach ausgesetzten, feuchten Wiese die Heuernte besorgt hatten. Wenn ich dem hinzufüge, dass diejenigen Bewohner, welche der Krankheit anheimfielen, überhaupt dem Arbeiterstande angehörten, nur Erwachsene betrafen und meistens Knechte und Feldarbeiter waren, so ist die Annahme berechtigt, dass die Erkrankten mit dem Infectionserreger bei ihren ländlichen Arbeiten direct in Berührung kamen.

Wie der Landarbeiter, so bewegt sich auch der Soldat in der besseren Jahreszeit meistens im Freien; die Mannschaften mussten bei den Felddienstübungen das Ueberschwemmungsgebiet betreten und waren daher ebenfalls der Ansteckung unmittelbar ausgesetzt. Sämmtliche Zugegangenen haben mehr oder weniger lange vor ihrer Erkrankung am Exerzieren theilgenommen. Ein Gefreiter, welcher am 8. Juli erkrankte, hat allerdings von Ende Juni an, wo er als Schwimmlehrer commandirt wurde, nicht exerziert. Der erkrankte Musketier, welcher meistens im Bureau beschäftigt wurde, übte nur einmal bei einer Alarmierung und zwar 10 Tage vor seiner Erkrankung.

Es erübrigt noch, einige Worte über die Entstehung des Unterleibstyphus zu sagen. Jedes Jahr kommen hierselbst einige Typhuserkrankungen sporadisch vor. Zu diesen sporadischen Fällen ist auch der am 16. Juni aus Kaserne 16 zugegangene Mann der 4. Compagnie zu zählen. 4 Wochen später, Mitte Juli, erkrankten die 3 anderen Mannschaften an acutem Exanthem und an Unterleibstyphus. Der eine von diesen gehörte ebenfalls der 4. Compagnie an, der zweite der 1. Compagnie. Beide waren aber in der Kaserne 16 einquartiert und unterhielten untereinander, sowie mit dem zuerst erkrankten Musketier einen freundschaftlichen Verkehr, so dass wahrscheinlich für alle dieselbe Infectionsquelle bestanden haben wird. Der dritte Erkrankte, der gestorbene Ersatzreservist, welcher der 6. Compagnie angehörte und in Kaserne No. 13 Quartier hatte, war am 2. Juli in die Garnison Cosel gekommen und fühlte sich am 10. bereits unwohl. Er hatte sich also nur 8 Tage in der Garnison aufgehalten; eine so kurze Incubationszeit ist für Unterleibstyphus selten, und man darf wohl annehmen, dass die Einwanderung des Krankheitserregers bereits vor seiner Einziehung stattgefunden hat.

9. Behandlung.

So lange die herrschende Seuche für Typhoid gehalten wurde, ist sehr fleissig gebadet worden; sobald die Temperatur 39,5° erreichte, wurde ein Bad von etwa 22° eine Viertelstunde lang gegeben. Jeder der ersten 8 Kranken hat in den ersten 3 bis 4 Tagen täglich durchschnittlich 3 Bäder bekommen. Ausserdem ist Salzsäure und Antipyrin reichlich verabreicht worden. Bei den letzten 13 Kranken ist die Darreichung jeglicher Arznei unterblieben. Vergleicht man die Temperaturcurven, so sieht man auf den ersten Blick, dass diese Therapie weder das Abfallstadium zeitiger herbeigeführt, noch auch die Krankheit überhaupt irgend wie abgekürzt hat. Auch sind Folgekrankheiten dadurch nicht verhütet worden; der eine Mann mit Glaskörpertrübung ist gebadet und arzneilich verpflegt worden.

Springer-Verlag Berlin Heidelberg GmbH

GURLT, Prof. Dr. E., Die Kriegs-Chirurgie der letzten 150 Jahre in Preussen. Rede zur Stiftungsfeier der militärärztl. Bildungs-Anstalten. gr. 8. 1875. 1 M.

HEINE, Dr. C., Die Schussverletzungen der unteren Extremitäten. Nach eigenen Erfahrungen. gr. 8. 1866. 8 M.

KOCH, Dr. R. Geh. Med.-Rath und Prof., Die Bekämpfung der Infektionskrankheiten insbesondere der Kriegsseuchen. Rede geh. zur Stiftungsfeier der militärärztl. Bildungsanstalten am 2. August 1888. gr. 8. 1888. 1 M.

KOEHLER, Stabsarzt Dr. A., Historische Untersuchungen über das Einheilen und Wandern von Gewehrkugeln. (Veröffentlichungen aus dem Gebiete des Militär-Sanitätswesens herausgegeben von der Medicinal-Abtheilung des Kgl. preuss. Kriegsministeriums. 1. Heft.) gr. 8. 1892. 80 Pf.

v. LANGENBECK, Geh. Ober-Med.-Rath Prof. Dr. B., Chirurgische Beobachtungen aus dem Kriege. I. Ueber die Schussverletzungen des Hüftgelenks. II. Ueber die Endresultate der Gelenkresectionen im Kriege. gr. 8. Mit 11 lith. Tafeln. (Separatabdruck aus dem Archiv f. klin. Chir.) 1874. 6 M.

— — Ueber die Schussfracturen der Gelenke und ihre Behandlung. Rede 8. 1868. 1 M. 20.

— weiland Wirkl. Geb. Rath und Prof. Dr. B., Vorlesungen über Akiurgie. Mit Benutzung hinterlassener Manuscripte herausgegeben von Prof. Dr. Th. Gluck. gr. 8. Mit dem Portrait B. v. Langenbecks, 1888. 15 M.

LANGENBUCH, San.-Rath Dr. C., Ueber die Principien des zeitgemässen Kriegswundverbandes. gr. 8. 1887. 1 M.

LOEFFLER, Dr. F., Königl. preuss. Generalarzt, Generalbericht über den Gesundheitsdienst im Feldzuge gegen Dänemark 1864. I Theil. Erste Lieferung. gr. 8. 1866. 2 M. 80. Zweite Lieferung. gr. 8. Mit 20 Holzschnitten. 1867. 4 M. 20.

— — Das preussische Militär-Sanitätswesen und seine Reform nach der Kriegs-Erfahrung von 1866. Auf Allerhöchste Anregung und mit Benutzung amtlicher Quellen. I. Theil: Die freiwillige Krankenpflege und die Genfer Convention. gr. 8. 1868. 2 M. — II. Theil: Der Sanitätsdienst und seine Organisation. gr. 8. Mit Beilagen und 1 Karte. 1869. 8 M.

LUECKE, Prof. Dr. Albert, Kriegschirurgische Aphorismen aus dem zweiten schleswig-holsteinischen Kriege im Jahre 1864. gr. 8. Mit 3 lithogr. Taf. und Holzschnitten. 1865. 4 M.

OCHWADT, Ober-Stabs-Arzt Dr. A., Beiträge zur Militär-Hygiene im Kriege und in Frieden. 8. 1868. 5 M.

PASSAVANT, Dr. G., Bemerkungen aus dem Gebiete der Kriegschirurgie. (Separatabdruck aus d. Berl. klin. Wochenschr.) gr. 8. 1871. 1 M, 60.

PELTZER, Dr. M., Die deutschen Sanitätszüge und der Dienst als Etappenarzt im Kriege gegen Frankreich. gr. 8. Mit Holzschn. 1872. 2 M. 40.

— — Kriegslazareth-Studien. gr. 8. 1876. 2 M.

— — Das Militär-Sanitätswesen auf der Brüsseler internationalen Ausstellung für Gesundheitsflege und Rettungswesen im Jahre 1876. gr. 8. Mit 31 Holzschnitten, 1877. 2 M.